Rituels De Protection

Comment Vous Enraciner,

Purifier Votre Aura

Et Vous Prémunir

Des Vampires Énergétiques

Linda Heck

Table des matières

Introduction

Ce modeste ouvrage traite des rituels énergétiques destinés à vous enraciner et à vous protéger contre les influences négatives de toutes sortes, y compris celles des « vampires psychiques ». Il s'adresse à chacun et tout particulièrement aux personnes hypersensibles et réceptives, notamment à ceux que l'on nomme « empathes ». Les empathes sont des personnes douées de **clairempathie** et ne doivent pas être confondues avec les personnes douées d'empathie, comme nous allons le voir.

Note : Bien que je m'adresserai parfois tout particulièrement aux empathes au cours de ce livre, il va de soi que l'ensemble des rituels présentés sont bons et devraient être régulièrement pratiqués par chacun. De même, les informations contenues ici sont valables pour chaque personne.

Différence entre les termes « empathe » et « empathie »

Avant toutes choses, il nous faut approfondir cette question : qu'est-ce qu'un empathe ? Un empathe est une personne plus sensible que la moyenne à son environnement, aux autres et à l'humanité dans son ensemble. Cela peut s'exprimer par une profondeur émotionnelle accrue, une grande compassion pour les autres, de l'intérêt et souvent une implication personnelle dans les luttes concernant les problèmes mondiaux. Les empathes ont la capacité de ressentir très profondément et de percevoir les émotions des autres, ainsi que la vibration globale d'un environnement, d'un groupe ou d'une société.

Il ne faut toutefois pas confondre les termes « empathe » et « empathie ». En effet, l'empathie n'est pas une capacité psychique. C'est la capacité à se mettre à la place d'une autre personne et à imaginer ce qu'elle doit ressentir. Bien que ce sentiment soit réel, ce n'est pas la même chose que la clairempathie, qui est la capacité psychique qu'éprouvent les empathes et que l'on confond souvent avec la simple hypersensibilité émotive. La clairempathie est une expérience réelle qui fait de vous un « substitut » émotionnel, et qui vous permet d’expérimenter directement les émotions ressenties par une autre personne, de les canaliser, là où l'empathie consiste simplement à vous projeter et à vous demander ce que peut ressentir l’autre personne.

De ce fait, les empathes sont des canaux ouverts aux émotions présentes dans leur environnement immédiat. Le chaos et la confusion que traversent la plupart des empathes sont dus au fait qu'ils ne peuvent pas discerner leurs propres émotions de celle des autres. Comme ils les ressentent, ils supposent que ce doit être les leurs.

—

A SAVOIR : La clairempathie est une capacité psychique qui est parfois associée à d'autres capacités extra-sensorielles. Parmi celles-ci :

- La **clairsentience** est la capacité de ressentir n'importe quelle énergie, comme des pensées, des émotions, des intentions, etc.
- La **claircognizance** est la capacité d'acquérir des connaissances. Les empathes, qui ont souvent tendance à tout simplement *savoir* des choses sur les gens, en sont

souvent doués. Parfois, nous pouvons douter des connaissances qui nous viennent à l'esprit, les considérant simplement comme de l'imagination. L'imagination est en réalité la plate-forme des capacités psychiques.

- La **psychométrie** est la capacité à obtenir des informations par le biais de « l'imagination » (cela apparaît simplement dans l'esprit) en touchant des objets ou des personnes, ou en entrant dans une pièce. Les empathes captent les émotions et peuvent faire l'expérience de sensations physiques émanant de personnes, de choses ou de lieux. Cela permet de développer facilement la psychométrie en tant que capacité psychique.
- L'**écriture automatique** est une pratique intuitive (également appelée psychographie) qui permet à votre esprit subconscient de prendre le contrôle, de sorte que les systèmes de croyances et autres limitations de l'esprit conscient ne censurent pas l'écriture. Vous pouvez ainsi obtenir des réponses. Si vous souhaitez essayer, sachez que cette pratique exige d'être bien détendu. Commencez par une question simple et regardez ce qui se passe.

—

Comment savoir si vous êtes empathe ?

Etes-vous empathe ? Pour le savoir, j'ai listé ci-dessous quelques caractéristiques communes à de nombreux empathes. Les personnes hypersensibles et les empathes peuvent être en mesure de s'identifier aux éléments suivants :

- Vous êtes attiré par les cristaux, la métaphysique, les différentes formes de guérison énergétique
- Vous vous mettez souvent à la place des autres et imaginez souvent ce que les gens pensent ou ressentent
- Vous ne pouvez pas laisser seul quelqu'un qui souffre et préférez rester avec la personne jusqu'à ce qu'elle se sente mieux
- Vous avez un lien particulier avec la nature
- Vous percevez ce que les gens vous présentent d'eux mais aussi ce qui se cache sous le masque social
- Parfois, les gens rejettent leurs émotions sur vous et vous laissent épuisé physiquement et émotionnellement
- Vous ressentez intensément vos émotions
- Vous aimez rêvasser et vous perdre dans de longues rêveries fantasmagoriques

- Vous adoptez parfois des aspects de la personnalité de vos amis après avoir passé du temps avec eux
- Vous êtes passionné par les questions de justice sociale, environnementales ou humanitaires
- Vous ressentez parfois dans votre corps des douleurs ou des sensations que vous ne pouvez pas expliquer
- Vous vous sentez mal à l'aise ou agacé face aux personnes qui ne sont pas authentiques et vous comprenez vite les mensonges
- Les gens ont tendance à se confier à vous, parfois plus qu'auprès d'amis desquels ils sont pourtant plus proches
- Vous éprouvez de la compassion envers les exclus de la société ou d'un groupe malgré ce qu'en disent les autres
- Vous avez une imagination vive
- Vous avez tendance à défendre l'opprimé
- Être entouré de personnes négatives vous épuise et vous agace
- Vous ressentez facilement de l'anxiété quand on n'est pas en accord avec vous
- Vous pouvez vous sentir nerveux dans les centres commerciaux, les lieux couverts, au milieu de la foule
- Passer du temps seul vous redonne de l'énergie
- Vous avez des intuitions sur les gens et les situations qui s'avèrent être justes

- Vous vous souciez des autres et du monde, parfois jusqu'à vous en inquiéter
- L'humeur des autres affecte la vôtre
- Vous êtes sensible à la violence et au sang à la télévision et au cinéma
- Vous aimez rendre les autres de bonne humeur, les élever émotionnellement
- Il vous arrive, en écoutant parler une personne, de relever des détails infimes que d'autres personnes ne remarqueront même pas, alors que vous pouvez avoir du mal à vous concentrer sur des discours purement informatifs ou techniques
- Vous vous sentez parfois surexcité ou les nerfs à vifs en présence de bruits forts, d'un éclairage intérieur vif, de bavardages et de troubles autour de vous

Retenez toutefois que vous n'avez pas besoin de vous retrouver dans tous ces traits pour être un empathe. Si vous vous retrouvez dans plusieurs de ces descriptions, alors il est possible que vous soyez empathe.

Nous allons voir à présent qui sont les vampires énergétiques, puis nous aborderont différent rituels permettant de s'enraciner afin de se protéger et d'augmenter notre fréquence vibratoire.

Les vampires énergétiques

Les vampires énergétiques ou vampires psychiques sont des personnes ou des entités qui se nourrissent de la force de vie d'une autre personne, qui devient de ce fait leur victime ou leur proie. Un vampire énergétique est en général une personnalité narcissique, c'est-à-dire une personne qui a un intérêt excessif ou même de l'admiration pour elle-même et qui prend plaisir à manipuler avec succès d'autres personnes et à dénigrer les personnes sensibles et sans méfiance.

Mais en réalité, une personnalité narcissique est une personne extrêmement dissociée d'elle-même. Elle n'admire donc pas un « soi » réel. Il s'agit en fait d'un ego qui n'est pas aligné avec son âme. Ce genre de personnes recherche de la « nourriture » narcissique pour entretenir sa propre illusion que cet ego est son véritable moi.

Lorsque l'estime de soi d'un narcissique (ses sentiments positifs à l'égard de son image de soi illusoire) est blessée par un déclencheur qui dévoile son véritable moi caché, on parle de blessure narcissique. Elle peut être causée par la critique ou même simplement parce que le narcissique reçoit moins de crédit ou d'éloges que ce qu'il estime mériter. Les narcissiques répondent aux blessures narcissiques par une grande colère ou même une rage au cours de laquelle ils contre-attaquent l'attaquant présumé, dans le but de le discréditer.

Les proies narcissiques, qui sont les victimes du vampirisme psychique, fournissent au narcissique l'énergie dont il a besoin en terme de validation émotionnelle. Par exemple, lorsqu'un narcissique abuse de sa proie et que celle-ci affiche une peur intense ou toute autre émotion, il se sent énergétisé par la validation que le « soi » qu'il projette est réel et puissant. Dans une relation de codépendance entre le narcissique et sa victime, la rage narcissique évoquée plus haut finit souvent par donner satisfaction au narcissique puisque la victime dit tout ce qui est nécessaire pour valider l'ego du narcissique.

Ces relations peuvent se transformer en codépendance, c'est-à-dire en une dépendance émotionnelle ou psychologique excessive de la victime à l'égard de son partenaire. Traditionnellement, un codépendant est considéré comme une personne qui soutient un toxicomane. En psychologie moderne, le terme est également utilisé pour décrire une personne qui soutient un narcissique, qui est « accro » à ce qu'offre un narcissique.

Cela est fortement relié à l'image de soi que nous avons abordé plus haut. Lorsque celle-ci est trop faible, que la personne n’est pas fermement construite, qu’elle manque de conscience de soi et ne se concentre pas assez sur elle-même, le Moi, l'ego, devient « poreux ».

L’ego est le moi individuel, par opposition au soi supérieur ou à la Source qui ne fait qu'un avec chacun (âme collective). En tant que soi séparé des autres, l'ego doit avoir des limites qui déterminent son point de départ et son but. Ainsi, chaque personne a ses propres besoins et désirs.

Malheureusement, cette absence de limites claires permet à certaines personnes de dépasser délibérément des frontières qui, si elles étaient saines, les empêcheraient d’influencer leurs pensées, leurs sentiments et leurs actions. Une personne avec un ego poreux est de ce fait susceptible d'être codépendante dans ses relations.

Les techniques des vampires énergétiques

Les vampires énergétiques ne manquent pas d'imagination pour parvenir à leur fin. Voici quelques techniques qu'ils emploient fréquemment :

- Les fausses promesses : C’est une technique que le narcissique utilise pour attirer sa victime dès les premières étapes d'une relation. Dans les relations amoureuses mais aussi dans les partenariats, commerciaux ou autres, le narcissique, après en avoir appris assez sur vous, vous fera miroiter l’avenir que vous pourriez avoir ensemble et qui correspond à vos objectifs, ou même à vos rêves les plus élevés. En réalité, il n’a dès le départ aucune intention de vivre cet avenir et se contente de simuler et de mentir pour vous faire croire que cela sera bon pour vous.
- L'amour feint : Cela se produit lorsque des narcissiques à la recherche d'une nouvelle proie leur font une démonstration d'amour excessive. Cela peut certes paraître charmant sur le coup, mais le narcissique ne connaît même pas encore suffisamment la personne pour que ce soudain coup de foudre soit réaliste. Cela peut se produire non seulement dans les relations amoureuses, mais aussi dans les autres formes de relation. Un narcissique peut prétendre par exemple que sa victime nouvellement rencontrée est son meilleur ami, ou la fille la plus merveilleuse qu’il ait jamais rencontré, etc.
- Le « gaslighting » : Ce terme anglais sans véritable équivalent français désigne une forme particulière de

manipulation psychologique. Le narcissique dit certaines choses pour tenter de convaincre sa victime de douter de sa perception de la réalité et de sa raison, par exemple : « Tu as l'air malade, ça ne va pas ? », ou « Tu es trop sensible », « De quoi tu parles ? », « Tu prends tout personnellement », etc.

- La manipulation émotionnelle : Ici, le manipulateur sait ce qui fait « vibrer » émotionnellement sa victime. Il sait comment l'élever tout aussi bien que la rabaisser et c'est exactement ce qu'il fait, par tous les moyens nécessaires. C'est une tactique utilisée par les narcissiques pour se nourrir, parce que cela alimente leur ego et que la stabilité émotionnelle de leur victime est entre leurs mains. Parce que les empathes sont très sensibles et en phase avec leurs émotions, ils sont une cible privilégiée pour la manipulation émotionnelle, plus qu'une personne plus distante sur ce plan.

Les rituels énergétiques

Comme nous venons de le voir, les empathes ont tendance à prendre beaucoup d'émotions sur eux et c'est pourquoi il est nécessaire qu'ils se protègent. Pour cela, rien de tel que l'emploi de certains rituels, appelés « rituels énergétiques ». Que sont les rituels énergétiques ? Ce sont des pratiques qui permettent aux empathes, mais aussi à chacun, de prendre (ou de reprendre) le contrôle de leur énergie afin que le monde extérieur ne les contrôle pas, ou plus. Ils donnent le pouvoir de modifier l'état émotionnel, de libérer la négativité et de centrer la conscience sur le moi.

—

A RETENIR : Un rituel énergétique est un exercice, de quelque nature que ce soit - physique, mental ou les deux - qui modifie la façon dont vous vous sentez en augmentant votre fréquence vibratoire. Les rituels énergétiques peuvent être combinés pour créer une routine, telle qu'une routine du matin et une routine du soir. Ils peuvent également être employés lorsque la protection énergétique est nécessaire.

—

Ces rituels peuvent aider les empathes aux prises avec des problèmes de toutes sortes, de la simple perte d'énergie à la façon de traiter avec les vampires énergétiques, des maladies psychosomatiques aux dysfonctionnements émotionnels. Aujourd'hui, de nombreux empathes doivent faire face à différentes combinaisons de ces problèmes :

- Ils se sentent souvent « vidés », fatigués et ont du mal à rester concentrés
- Ils se sentent fréquemment submergés ou surexcités par le chaos de la vie quotidienne et sont notamment extrêmement sensibles au bruit, à la lumière et aux mouvements
- Ils se sentent vidés énergétiquement par certaines personnes ou par la foule
- Ils doivent faire face aux « vampires psychiques », ces personnes qui utilisent la manipulation psychologique pour déclencher des émotions chez les autres
- Ils se sentent parfois déconnectés d'eux-mêmes et de leur intuition
- Ils peuvent confondre la douleur des autres avec la leur et prendre soin de ceux-ci plus que d'eux-mêmes

- Ils peuvent avoir l'impression que leur expérience émotionnelle est hors de contrôle
- Ils se retrouvent facilement embourbés ou accablés par les émotions des autres.
- Ils expérimentent des changements d'humeur parfois importants en fonction de leur environnement ou des personnes autour d'elles
- Ils peuvent ressentir une dérégulation émotionnelle et avoir l'impression de ne pas pouvoir contrôler leurs émotions, au point de redouter leur prochain changement d'humeur
- Ils peuvent être sujets à différentes maladies psychosomatiques entraînant des douleurs, des sensations ou des symptômes impossibles à expliquer par la médecine occidentale moderne
- Ils ne se sentent pas ancrés dans le monde physique mais plutôt comme « coincés » dans leurs sentiments

Dans ces conditions, sans la mise en pratique du nettoyage, du rétablissement et de l'équilibre énergétiques, les empathes peuvent rapidement être épuisés du fait de donner trop et être submergés ou entravés par les émotions des autres. En conséquence, les rituels énergétiques sont des réponses à des déséquilibres, tels que les symptômes énumérés ci-dessus, qui créent instantanément un changement énergétique en vous. Ils agissent au niveau du corps physique, de l'esprit ou des deux pour augmenter votre fréquence vibratoire. Leur pratique régulière vous permet d'élever ces fréquences de vibration sur de longues périodes de temps.

Les deux objectifs principaux de l'apprentissage des rituels énergétiques sont les suivants :

- mettre en place des routines personnalisées qui vous aideront à équilibrer votre énergie au maximum
- apprendre à réagir immédiatement aux déséquilibres au moyen de rituels énergétiques les corrigeant

En essence, tout est énergie et toute énergie vibre. Tout ce qui est physique est en fait de l'énergie qui vibre dont nous ne pouvons tout simplement pas voir le mouvement. Tout ce qui est éthérique (pensées, sentiments) vibre.

La fréquence est une unité qui mesure la vitesse de vibration. Plus une énergie vibre rapidement, plus sa fréquence est élevée. Les fréquences les plus élevées sont non physiques et sont les plus proches de l'énergie de la Source. Les fréquences les plus basses sont physiques et les plus éloignées de l'énergie de la Source.

—

A SAVOIR : La Source désigne L'Être divin dont tout procède. En termes énergétiques, on peut la diviser en ses deux grands principes, masculin et féminin :

- Le principe masculin est l'énergie de la direction et de la focalisation canalisées. Dans la vie humaine, cela se traduit par la pensée, la concentration, la structure, la discipline, le pouvoir, les frontières, la protection et la résistance.
- Le principe féminin est l'énergie d'ouverture et de réceptivité. Dans l'expérience humaine, cela s'exprime sous forme d'émotion, d'empathie, d'intuition, de créativité, d'éducation, de guérison, d'assistance et de permissivité.

Ces deux principes se complètent mutuellement dans tous les domaines, telles deux flammes jumelles.

—

A RETENIR : Puisque tout est énergie, la protection énergétique inclus la protection de soi-même. Une bonne façon de vous protéger consiste à augmenter votre fréquence vibratoire. Lorsque vous vibrez à une plus haute fréquence, vous pouvez surveiller les schémas de pensée négatifs qui viennent gaspiller votre énergie. De plus, cela vous protège des vibrations des êtres négatifs. Personne ne peut prendre votre énergie sans votre permission. Ainsi, quand une protection énergétique est nécessaire, la solution se trouve toujours à l'intérieur de vous.

—

L’enracinement

Parmi les rituels énergétiques, certains sont particulièrement adaptés à la protection. Il s'agit des rituels d'enracinement. Ces rituels sont parfois appelés rituels de mise à la terre. Cela signifie littéralement que l’électricité de votre corps est reliée à la terre, ce qui libère l’énergie stagnante. Bien qu’il s’agisse d’un phénomène physique, cela correspond à l’enracinement mental dans la clarté du moment présent et à votre sens du Soi. C'est un effet naturel d'un chakra racine équilibré, la base de tous les chakras.

L’enracinement est un rituel d’énergie important car il élève vos vibrations en libérant les énergies bloquées. Les rituels d’enracinement sont agréables pour les personnes qui ressentent un lien profond avec la Terre mais ils sont essentiels si vous êtes empathes car ils libèrent l'énergie négative que vous avez peut-être emmagasinée en vous et que vous retenez toujours.

Les rituels d’enracinement ont un effet énergisant sur le corps et apportent également de la clarté à l'esprit ainsi qu'une amélioration de l'humeur. Ils travaillent en connectant la bio-électricité de votre corps à la terre. La bio-électricité a une charge négative qui provoque des tensions et bloque le flux de l'énergie dans votre corps.

Comment reconnaître que vous n'êtes pas enraciné et réagir immédiatement

Que signifie être enraciné ? Être enraciné est un concept holistique qui inclut les dimensions mentale, physique, émotionnelle et spirituelle. Pour être pleinement enraciné, nous devons être ancré dans tous les sens du terme.

Mentalement, l'enracinement se traduit par un esprit alerte, conscient et en phase avec la réalité du moment présent. Émotionnellement, cela signifie être calme et stable. L'enracinement physique signifie que votre **corps énergétique** est branché et bien connecté à la terre, comme un circuit électrique. L'enracinement spirituel consiste à ce que votre conscience ne fasse qu'un avec votre corps physique.

En revanche, le fait de ne pas être enraciné est le contraire de tout ce qui précède. Au lieu de vous sentir alerte et calme, vous vous sentez anxieux et désorienté.

—

A SAVOIR : Le corps énergétique est le corps éthérique, qui recouvre le corps physique et le reflète. C'est l'énergie qui donne littéralement vie au corps physique. Le corps physique est toujours de l'énergie, simplement sous une forme plus dense et vibrant à fréquence plus basse et plus lente. Le corps énergétique est influencé par nos pensées et nos sentiments, qui vibrent également sur le plan éthérique. Il peut également être influencé par des énergies supérieures à la fréquence de nos pensées conscientes, telles que le Soi supérieur et des entités telles que les anges, qui peuvent nous envoyer des pensées ou des sentiments.

—

Signes que vous n'êtes pas enraciné

Il est important de reconnaître le moment où vous n'êtes pas ou plus enraciné afin de savoir quand agir pour rétablir immédiatement l'équilibre. Lorsque nous laissons le déséquilibre s'installer, nous pouvons sombrer intérieurement parce que nous sommes trop dans le mental et déconnecté de notre corps, qui abrite notre intuition et notre conscience du moment présent.

Voici des signes qui vous indiquent que vous n'êtes pas enraciné énergétiquement :

Signes physiques :

- vous tapez nerveusement des doigts
- vous développez des habitudes nerveuses comme vous ronger les ongles ou triturer vos cheveux, même si vous ne pensez pas consciemment à quelque chose qui vous rend nerveux
- vous bougez vos jambes ou vos orteils de façon impulsive
- votre respiration est rapide et superficielle
- vous vous sentez étourdi, sur-stimulé ou nerveux
- vous ressentez des tensions musculaires

IMPORTANT : certains des symptômes mentionnés ci-dessus sont également des symptômes de maladies physiques. Dans ce cas, **soignez bien entendu votre corps à l'aide de soins médicaux appropriés** en plus du travail sur l'enracinement. Ce dernier permet d'accélérer le rétablissement des maladies physiques et de réduire la gravité des symptômes, mais ce n'est évidemment pas le remède absolu.

Toutefois, ne perdez pas de vue non plus que certaines maladies physiques sont créées uniquement par l'esprit et n'ont aucune explication physique ou médicale, comme par exemples la sensation de serrement ou de boule dans la gorge qui peut accompagner la dépression ou l'anxiété, l'oppression thoracique ou la douleur qui survient lorsque vous vous attardez sur vos soucis ou en présence d'une personne désagréable, etc. Ce sont ce qu'on nomme des maladies psychosomatiques.

Signes émotionnels :

- vous vous sentez agité
- vous n'avez pas de but
- vous manquez de contrôle sur vos humeurs
- vous êtes indécis

- vous constatez des dysfonctionnements émotionnels chez vous
- vous vous sentez incompris ou mal compris
- vous êtes victime de dépression
- vous êtes victime d'anxiété

Signes mentaux :

- il vous est difficile de vous concentrer et de faire plus d'une chose à la fois
- vous êtes facilement distrait
- vous vous sentez déconnecté de la réalité physique et du moment présent
- vous rêvasser beaucoup
- vous avez l'impression d'évoluer dans une sorte de brouillard cérébral
- vous cherchez sans cesse à vous évader du réel
- vous manquez de concentration
- vous êtes indécis
- vous êtes victime d'états de conscience négatifs

Ces symptômes qui indiquent que nous sommes déracinés peuvent faire tellement partie de nos vies que nous ne les remarquons même pas. Pour en prendre conscience, **tournez**

votre attention vers votre corps plusieurs fois par jour. Prenez quelques secondes pour l'analyser en le parcourant avec votre conscience de la tête aux pieds et notez tous les symptômes de déracinement que nous avons évoqué.

—

A SAVOIR : Les états de conscience négatifs sont nombreux, par exemple la conscience de pauvreté est un système de croyances subconscientes qui étouffe les possibilités d'abondance dans notre vie par le biais de limitations auto-imposées. Ou encore, la conscience de persécution est un système de croyance subconscient selon lequel on est persécuté. Cela peut être un résidu issu de nos vies antérieures, en particulier le sentiment d'être persécuté pour une cause, par exemple l'égalité entre tous les peuples, le droit à la vérité sans censure ni désinformation, etc. En effet, nos vies passées vivent en nous, à travers un karma qui n'a pas encore été résolu. Sachez toutefois que lorsque des leçons doivent encore être tirées de nos vies antérieures, des synchronicités se produisent, en relation avec ces anciennes vies. Un état de conscience négatif ou un déclencheur émotionnel dont vous ignorez la cause peuvent trouver leur source dans une vie passée.

—

Comment vous ré-enraciner à tout moment et n'importe où

Les trois rituels énergétiques que nous allons voir à présent peuvent être réalisés chez vous et pratiquement n'importe où. Ils ont été élaborés dans l'intention d'être utilisables dès que vous vous levez le matin, juste avant de vous coucher, ou lorsque vous avez besoin d'une réaction immédiate, par exemple si vous sentez mal à l'aise au travail, à l'école ou dans un lieu public.

Pour mettre en place ces rituels, rien d'autre n'est nécessaire qu'un peu de volonté et d'autodiscipline. En tant qu'expression du masculin divin, l'autodiscipline sert le principe divin féminin dans son processus de création en l'aidant à briser les anciens schémas par la volonté et la concentration. Pour que la croissance se réalise, nous devons constamment sortir de notre zone de confort pour étendre celle-ci. Pour ce faire, il faut résister aux anciens schémas de pensée et d'action devenus automatiques, pour pouvoir en insérer de nouveaux. L'autodiscipline vous oblige à penser ou à faire quelque chose, dans un but personnel et bienveillant. Par exemple, les affirmations peuvent être une forme d'autodiscipline. S'astreindre à un rituel du matin requiert de l'autodiscipline. Vous pouvez ne pas avoir envie de le faire au départ, mais après coup, vous vous sentez mieux et vous êtes content de l'avoir fait.

Exercices pratiques d'enracinement

L'objectif de ces rituels est d'opérer en vous une transmutation, c'est-à-dire une transformation de l'énergie en vous d'une fréquence vibratoire inférieure à une fréquence supérieure.

Méditation de conscience du corps

Concentrez-vous sur la base de votre colonne vertébrale. Tout en vous concentrant, essayez de ressentir dans cette zone une sensation de lourdeur, comme si tout votre être s'enfonçait dans votre chakra racine et que cet enracinement vous relaxait.

Amenez toute votre conscience, votre énergie et votre attention sur cette zone. Imaginez que tout votre corps se contracte et pénètre à l'intérieur de ce chakra. Cet exercice stimule l'équilibre énergétique du chakra racine et vous aide à consolider votre énergie en resserrant votre aura pour stopper la perte de votre énergie et laisser partir les énergies négatives parasites présentes en vous.

Visualisation de la connexion racine

Visualisez votre connexion à la Terre comme un cordon rouge ou doré reliant la base de votre colonne vertébrale au cœur de la Terre. Concentrez-vous sur le sentiment physique d'unité avec la planète, comme si elle bougeait avec vous et que vous bougiez avec elle, comme si vous ne faisiez qu'un. Une fois que vous avez créé des images et des sensations fortes, connectez-vous à votre respiration. Lorsque vous inspirez, imaginez l'énergie de votre Terre intérieure s'élever à travers ce cordon ombilical. Lorsque vous expirez, voyez les énergies négatives stagnantes en vous se libérer à travers ce cordon et être brûlées par votre Soleil intérieur.

Visualisation de scènes de la nature

Visualisez-vous dans la nature, dans un endroit isolé et pittoresque de votre choix. Utilisez votre imagination pour le ressentir avec vos cinq sens, autant que vous le pouvez. Donnez-lui vie au maximum. N'hésitez pas à utiliser les lieux que vous avez vus ou dans lesquels vous avez été comme point de départ pour créer la scène dans votre imagination. Envoyez de l'amour et de la gratitude pour la Terre nourricière et profitez de cette expérience.

Enracinement avec les éléments de la nature

Certaines des techniques qui vont suivre n'impliquent pas forcément de sorties directes dans la nature (bien que ce soit recommandé), d'autres oui. Toutes vous permettront d'utiliser la nature pour plonger plus profondément en vous-même. Vous pouvez combiner ces techniques avec des techniques mentales de base telles que la visualisation pour amplifier encore leurs effets lorsque vous devez réagir immédiatement à un déséquilibre énergétique sans pouvoir sortir.

Avant de commencer, prenez une douche. L'eau des tuyaux est reliée à la terre, de sorte que l'eau elle-même est chargée négativement. Rester quelques instants sous cette eau a un effet de masse sur l'électricité de votre corps. Par contre, cela ne fonctionne pas avec un bain.

Nous allons voir à présent deux techniques principales et très efficaces pour vous enraciner avec la nature, puis je listerai quelques astuces complémentaires.

Le contact avec la terre

Vous avez probablement déjà entendu parler du fait que vous tenir pieds nus sur la terre ou marcher pieds nus vous permet de relier électriquement votre corps à celle-ci. Tout ceci est exact et très bénéfique et je vous encourage à le faire régulièrement.

Vous pouvez également vous accroupir, toujours pieds nus. Pourquoi ? L'accroupissement ou squat améliore considérablement le processus de mise à la terre car vos genoux possèdent des chakras qui s'ouvrent lorsqu'ils sont pliés, ce qui permet à l'énergie de circuler librement entre vos jambes.

Si vous restez debout longtemps avec les genoux droits, vous remarquerez que vous êtes vite fatigué. Lorsque vous êtes debout, les genoux légèrement pliés, cela vous donne de l'énergie. Essayez la prochaine fois ou que vous attendez les transports ou que vous faites la queue quelque part.

Voici comment procéder :

- **Rendez-vous** sur de la terre nue, ou même de l'herbe ou du sable, pieds nus.

- **Pliez** vos genoux pour que votre tête s'abaisse de quelques centimètres. Remarquez la position de votre coccyx. Relâchez-le directement vers le sol, sans vous cambrer. Gardez le coccyx, la colonne vertébrale et le cou en ligne droite, comme si une corde vous tirait du sommet de la tête.
- **Laissez** votre corps se détendre en utilisant naturellement la gravité.
- **Respirez** complètement et profondément.
- **Détendez** vos muscles.
- **Focalisez** votre conscience sur vos jambes en ressentant combien tout votre poids vient appuyer sur les muscles pendant que le reste de votre corps se détend.
- **Gardez** cette position aussi longtemps que vous le pouvez. Tenir un squat est plus puissant pour ouvrir vos canaux énergétiques que de faire de brèves répétitions.

Vous pouvez utilisez cette technique dès que vous en avez besoin.

Communier avec l'énergie des arbres

Le contact avec les arbres vous relie à la terre. La puissante énergie dégagée par les arbres vous aidera à ouvrir vos propres canaux d'énergie. **S'asseoir la colonne vertébrale plaquée**

contre un arbre aide en effet à éliminer les énergies négatives bloquées dans vos canaux énergétiques et qui vous attachent à d'autres personnes.

Asseyez-vous confortablement avec la colonne vertébrale bien droite et plaquée contre un arbre. Apportez une couverture si cela vous aide à vous sentir plus à l'aise. Respirez et détendez-vous. Vous pouvez faire une méditation de votre choix ou simplement laisser votre esprit vagabonder. N'oubliez pas que plus vous respirez et gardez votre corps détendu, plus vos canaux d'énergie peuvent s'ouvrir et permettre à l'énergie de la Terre de vous remplir et d'éliminer les énergies négatives stagnantes en vous.

Variante : vous pouvez également **étreindre un arbre**. C'est une expérience magnifique et forte qui stimule l'élan d'amour entre vous et la nature.

Autres techniques

Hormis ces deux techniques spécifiques, voici quelques conseils à appliquer aussi souvent que possible :

- Utilisez un **tapis** ou une couverture de **mise à la terre**, qui se connectent à la terre via une simple prise électrique. On trouve facilement ces tapis en vente sur internet.
- **Observez** et **appréciez** la **nature** : les couchers de soleil, les fleurs, la végétation, les plans d'eau, etc. Cela augmente votre conscience et le flux d'énergie de la force de vie en vous. Cela peut aussi vous donner une perspective plus large de la vie, ouvrir votre créativité et vous aider à vous détacher du contenu de votre esprit.
- Faites du **yoga** ou des étirements à l'extérieur et sans tapis.
- **Baignez-vous**, de préférence dans la mer ou l'océan.
- Passez du temps avec les **animaux**.
- Connectez votre **tête à la terre**, en position de prière, en touchant le sol avec votre troisième œil.

Sur l'alimentation

Mangez des **légumes racines** tels que des pommes de terre, des betteraves, des carottes, des patates douces et du céleri. Plus important, évitez d'adhérer à un régime alimentaire créé par une autre personne. Mangez en fonction des sensations qu'un aliment donne à votre corps et de ce que vous ressentez avant de le manger. C'est ce qu'on nomme « l'alimentation intuitive » et elle vous aidera à faire les bons choix.

Chez vous

Pensez à utiliser le **Feng shui**, ce système qui régit l'aménagement et l'orientation de l'espace en fonction du flux d'énergie dans une pièce, une maison ou un bâtiment. Les empathes peuvent être très sensibles au flux d'énergie dans une pièce et peuvent se sentir mal lorsque l'énergie est bloquée ou stagnante.

Effets de l’enracinement énergétique

Les effets positifs d'un bon enracinement énergétique sont nombreux, que ce soit sur votre corps physique, votre corps énergétique, vos émotions ou votre mental. En réalité, ses effets vont même au-delà et peuvent impacter directement l'univers dans lequel vous évoluer. En effet, la « réalité extérieure » change à mesure que votre paysage intérieur se transforme.

Effets positifs sur le corps physique

- Régule les rythmes biologiques, y compris le rythme circadien et le cycle menstruel
- Augmente les niveaux d'énergie
- Augmente la circulation du sang
- Réduit l'inflammation en désamorçant les électrons positifs en excès
- Améliore la qualité du sommeil
- Soulage la tension musculaire, y compris les céphalées et les migraines
- Protège le corps des radiations, telles que celles des téléphones portables et des ordinateurs

- Réduit la douleur chronique

Effets positifs sur le corps énergétique

- Augmente l'énergie de la force de vie
- Ouvre les canaux d'énergie, permettant au corps énergétique de se nettoyer
- Nettoie l'aura en aidant les énergies négatives à se libérer

Effets positifs sur les émotions et le mental

- Favorise le calme en réduisant les hormones du stress
- Facilite la dissociation des pensées
- Aide à réguler les humeurs
- Réduit l'anxiété
- Améliore l'image de soi
- Augmente l'estime de soi

—

A SAVOIR :

- L'image de soi est déterminée par vos pensées et croyances sur vous-même, qui constituent votre concept global de qui vous êtes. L'image de soi est souvent soutenue par les souvenirs et par ce que les autres pensent de nous, mais nous pouvons reprogrammer nos pensées et nos croyances pour soutenir l'image de nous-mêmes que nous désirons avoir.

- L'estime de soi a trait à la manière dont vous vous sentez. Cette sensation affecte fortement votre fréquence vibratoire et ce que vous attirez dans votre vie, en vertu de la loi de l'attraction. Votre estime de vous est influencée par votre image de vous, mais vous pouvez également choisir de vous sentir bien dans votre peau sans raison particulière, lorsque vous négligez les pensées et vous concentrez sur le sentiment.

—

Effets positifs dans votre vie quotidienne

- Augmentation des synchronicités
- Facilité accrue à travailler avec la « loi de l'attraction »

Le terme « synchronicité » fait référence aux pensées ou aux événements de la réalité qui sont significativement liés les uns aux autres, ou qui sont liés à vos intentions et désirs, bien qu'il ne semble pas y avoir d'explication logique. En réalité, c'est l'esprit subconscient qui filtre la réalité quantique en fonction de son objectif. C'est comme si Dieu ou l'univers vous écoutait, vous répondait ou même communiquait avec vous.

Comment rester enraciné parmi les autres

Ces quelques astuces sont valables que vous soyez en face d'une seule personne, d'un groupe ou de toute une foule.

Libération énergétique : Énoncez à voix haute : « Je libère tout ce qui n'est pas mien, maintenant ! ». Si vous êtes dans un lieu public, vous pouvez aussi l'énoncer mentalement. Vous pouvez le dire une seule fois ou autant de fois que vous le souhaitez. Gardez votre conscience centrée sur votre corps, en notant tout changement.

Sensibilisation du corps au cœur d'une foule : lorsque vous êtes dans un lieu public bondé et que vous sentez que votre énergie en est affectée négativement, vous pouvez utiliser une des astuces suivantes ou essayer une combinaison de celles-ci :

- Dirigez votre conscience sur vos pieds tandis que vous marchez. Vous pouvez aussi utiliser une autre partie de votre corps si vous préférez, par exemple votre cœur.

- Gardez votre conscience sur votre souffle, sentez comment il se déplace dans votre corps.
- Visualisez votre aura autour de vous.

Nous approfondirons plus loin dans ce livre le sujet de l'aura, d'une grande importance tant pour l'enracinement que pour la protection énergétique.

Le pouvoir de la parole ou l'usage du verbe

Les « rituels de parole » sont des rituels énergétiques qui impliquent l'utilisation d'un langage parlé ou écrit pour créer un changement d'énergie. Ils peuvent être privilégiés par les personnes qui aiment les mots et les préfèrent à la visualisation.

Voici quelques rituels de parole que vous pouvez utiliser pour diriger et déplacer votre énergie.

Rituels de gratitude

Les rituels de gratitude peuvent en réalité être basés sur les mots ou sur la visualisation (ou les deux), selon vos préférences. Si écrire une liste de ce pour quoi vous êtes reconnaissant vous fait sentir plus en paix que de rester assis et de visualiser ce pour quoi vous êtes reconnaissant, utilisez cette technique. Expérimentez avec l'écriture et la visualisation et voyez ce qui est le plus efficace pour vous. Certains trouvent que l'écriture les aide à mieux se concentrer sur leurs pensées, tandis que d'autres estiment que la visualisation les aide à rester centrés dans leur corps et à produire ainsi un sentiment plus fort.

Rédigez une liste de choses pour lesquelles vous êtes reconnaissant. Commencez par les choses les plus simples et les plus immédiates, celles qui vous apportent un confort au quotidien et que vous pouvez prendre pour acquises. Cet exercice consiste en un changement de perspective. Vous pouvez également tenir un « journal de gratitude » afin de vous assurer de faire ce simple exercice quelques minutes chaque jour.

Définir vos intentions

Une intention est une disposition d'esprit par laquelle on se propose délibérément un but. Sa racine est en réalité une émotion souvent cachée derrière une pensée ou une action. Au fond de nous, nous sommes des êtres émotionnels. Les neuroscientifiques affirment que la logique ne représente qu'un petit pourcentage de nos processus de pensée. Les neurosciences ont prouvé que nous prenions des décisions émotionnelles, même lorsque nous pensons en prendre des logiques. Notre «logique» est toujours soutenue par un raisonnement émotionnel.

Plus vous avez conscience de vos intentions, plus vous comprenez vos pensées et vos actions, et donc plus vous avez le pouvoir de changer ces modèles.

Quelle est la différence entre une intention et un but ? Aller chaque jour dans un club de fitness est un but et votre intention est la raison derrière ce but. Vous pouvez en être conscient ou inconscient. Dans cet exemple d'aller au club, il pourrait y avoir une intention inconsciente d'auto-punition due à la haine et au dégoût de soi. Dans ce cas, vous serez bien souvent simplement conscient de votre objectif en surface, qui consiste à avoir un ventre plat. A l'inverse, l'intention pourrait être l'amour que vous vous portez. Quel que soit l'objectif, l'intention peut toujours être différente.

Le matin, par exemple, vous pouvez définir et créer une intention pour ce que vous voulez ressentir durant la journée. Vous pouvez également définir des objectifs pour ce que vous voulez accomplir aujourd'hui, mais vos actions doivent provenir d'une intention de ressentir ce que vous choisissez de ressentir - par exemple, être confiant, heureux, détendu, inspiré, etc. En définissant cette intention, vous dirigez votre conscience sur ces sentiments, qui dirigera votre énergie dans le sens que vous souhaitez.

Les affirmations et les mantras

Les affirmations et les mantras sont des mots ou des phrases que vous dites à voix haute pour obtenir un changement mental et énergétique. Plus vous entendez ou dites quelque chose, plus cette chose revendique sa place dans votre subconscient. Les mots sont comme des graines qui viennent se planter dans votre subconscient, qui retranscrira ensuite dans votre réalité ce que vous aurez semé par la loi de l'attraction. Si vous voulez en savoir plus sur la loi de l'attraction ou sur les affirmations, je vous recommande le film ou le livre « Le Secret » de Rhonda Byrne.

Les affirmations peuvent et devraient améliorer instantanément ce que vous ressentez. Vous pouvez y mettre des émotions et visualiser des images pour vous aider. Tout cela va amplifier l'effet des affirmations. Le but est de changer de cap et de garder votre conscience là où vous voulez être.

Suivez ces quelques conseils pour bien utiliser les affirmations :

- Les dire **à voix haute** est plus puissant que seulement mentalement, même si cela fonctionne.

- **Écrire** une affirmation et la laisser sur une table de chevet ou sur un mur programme votre inconscient sans même que vous vous en aperceviez.
- **Enregistrez-vous** disant des affirmations et écoutez-les **en boucle**. Vous pouvez mettre de la musique en arrière-plan.
- Les affirmations doivent être **au présent**. Exemple : « Je suis » et non « Je serai ».

La tenue d'un journal

Le fait de laisser sortir ses pensées anxieuses sur papier soulage l'esprit. Cela ressemble vraiment à une libération. Si vous vous sentez accablé par les émotions, vous ressentirez littéralement un effet éclairant. C'est le pouvoir d'exprimer votre énergie à travers des pensées, qui agissent comme des canaux. Lorsque des parties refoulées de vous-même se sentent entendues, il y a un effet de stabilisation interne.

Comme tout rituel énergétique, la tenue d'un journal est une excellente habitude dont vous devriez faire une pratique régulière : vous en retirerez de plus en plus de bonnes choses à long terme et au fil du temps.

La méditation

La méditation est d'une certaine façon un rituel énergétique, et le plus connu. Elle est pratiquée depuis l'Antiquité, dans quasiment toutes les traditions. Les scientifiques modernes ont déterminé qu'une pratique régulière réduit le niveau de stress, augmente l'énergie, stabilise l'humeur et améliore même les fonctions cérébrales. Nul doute que ces résultats découlent du réajustement de la fréquence vibratoire.

Entraîner votre esprit à avoir des pensées positives est important. Cependant, rappelez-vous également que les formes-pensées n'ont nul besoin de se battre pour la domination dans votre esprit, car vous pouvez être en paix quelles que soient les pensées qui se déclenchent en vous. C'est l'art de la méditation : vous détacher de vos schémas et filtres automatiques, en vous identifiant simplement avec la conscience du moment présent au lieu des pensées dont vous êtes le témoin. Le but est d'être un témoin de vos pensées plutôt que de vous laisser entraîner par elles.

Instructions pour les débutants

Si vous êtes totalement novice en méditation, essayez de suivre les étapes suivantes. L'important est de ne pas trop penser à la méditation. Ne doutez pas de votre capacité à méditer. Tout le monde peut méditer en suivant des étapes simples.

- Réglez une minuterie sur 10 minutes et asseyez-vous confortablement.
- Prenez de grandes respirations. À l'expiration, laissez tous vos muscles se détendre. Plus votre corps se détend, plus votre esprit peut se détendre.
- Placez votre conscience sur votre souffle. Soyez attentif aux sensations que l'inspir et l'expir provoquent en vous.
- Laissez tomber tout attachement à vos pensées. Regardez-les simplement passer, comme si elles étaient extérieures à vous. En ne vous identifiant pas à elles, vous ne leur permettez pas de vous entraîner dans leur sillage.
- Gardez votre conscience sur votre souffle. Si votre attention est emportée par vos pensées, ce qui est fréquent au début, relâchez-les dès que vous vous en apercevez et ramenez votre conscience sur votre souffle.

Ouvrez les yeux quand le minuteur se déclenche.

Utiliser des « déclencheurs positifs »

Un déclencheur positif peut être utilisé lorsque vous remarquez une vieille programmation en vous, telle que l'anxiété ou le doute, pour briser le schéma. Cela peut être un mantra que vous commencez à vous répéter, mentalement ou à haute voix, comme « Je m'aime » ou « Je réussis dans tout ce que j'entreprends », ou encore à dire « J'ai confiance en l'univers » face à une pensée négative. Ce peut aussi être quelque chose de plus léger comme chanter une chanson que vous aimez, danser ou faire une activité créatrice. Cela peut suffire à briser vos vieux schémas.

Utiliser des « tableaux »

Un tableau est un support que vous composez vous-même et qui vous aide à reprogrammer votre esprit avec des croyances positives sur vous-même. Il peut inclure des mots, des déclarations, des images, etc., toutes choses qui stimulent un sentiment de grande estime de vous lorsque vous le regardez.

Vous pouvez également l'utiliser pour améliorer votre état émotionnel en vous concentrant sur des pensées à haute fréquence vibratoire ou de grandes vérités sur vous-même et sur l'univers.

Créez-le en fonction de ce qui vous fait vous sentir bien, de ce qui vous apaise et vous procure du bien-être.

L'aura

Comme vous le savez, votre corps est chargé d'énergie par un corps énergétique qui recouvre votre corps physique. Ce corps énergétique crée un champ électromagnétique puissant autour de vous, qui émet un rayonnement lumineux subtil que l'on nomme « aura ». La plupart des gens ne peuvent pas percevoir l'aura, mais certains la perçoivent comme un rayonnement de couleurs autour d'une personne.

Une aura peut avoir n'importe quelle couleur du spectre et elle change en fonction des changements mentaux et émotionnels qui se produisent en vous. Indépendamment de la couleur, la sensation de l'aura est plus révélatrice. Les empathes sont capables de lire l'aura des personnes qu'ils approchent.

L'aura est le lieu où se produisent les échanges d'énergie avec les autres et où les vampires énergétiques peuvent « mordre » dans votre champ d'énergie. C'est votre frontière énergétique.

Cette frontière énergétique est directement liée à votre mental. Votre ego peut être considéré comme votre sens, ou concept, de vous-même. Lorsque vous n'avez pas de frontières égotiques fortes qui protègent ce que vous croyez être (ce qui affecte alors tous vos comportements et toutes vos actions), votre aura devient poreuse.

Vos émotions déterminent également la vibration de votre aura. Une aura poreuse peut provoquer des sautes d'humeur et un dysfonctionnement émotionnel, car l'influence externe sur votre monde interne est plus forte.

La force de votre corps physique est également liée à la force de votre aura. La santé physique et l'équilibre biochimique renforcent votre aura en « bouchant les trous » présents dans votre aura.

La clarté mentale et l'amélioration de l'humeur peuvent également être obtenues grâce aux rituels de purification de l'aura, critique pour les empathes, car ils effacent les attachements aux entités négatives.

—

A RETENIR : L'aura est le champ énergétique en forme d'œuf qui s'étend autour de vous à partir de votre corps énergétique. Il a une fonction de limite énergétique autour de vous, à la façon dont votre peau entoure votre corps physique. Si vous êtes empathe et qu'une personne « entre » dans votre aura, vous pouvez facilement lire ses pensées et ses sentiments en les éprouvant.

—

Rituels de purification de l'aura

Comme nous venons de le voir, une aura forte et saine est d'une importance primordiale. Les rituels de purification de l'aura qui suivent vont dans ce sens et créeront de plus en vous une sensation de détente et de purification, idéale en fin de journée.

La visualisation

La visualisation consiste à imaginer une expérience en esprit, comme si vous rêvassiez. Vos yeux ne voient pas réellement ce que vous visualisez. Mais votre corps le ressent comme réel car les mêmes neurones se déclenchent dans votre cerveau, comme si cela se produisait réellement. Si la visualisation peut affecter facilement votre corps physique, elle influe de manière décisive sur votre corps énergétique. C'est ce qui fait de la visualisation un excellent outil pour les rituels et la protection énergétiques.

Visualisez votre aura. Visualisez la couleur qui vous convient le mieux. La lumière violette « électrique » est la couleur la plus transformatrice et à la fréquence la plus élevée.

Visualisez votre aura en cours de nettoyage à l'aide d'un chalumeau à la lumière violette électrique qui purifie tout votre corps énergétique. Nettoyez tous les coins et les recoins de votre corps, de la tête aux pieds. Si vous sentez des points de résistance lorsque vous déplacez votre conscience le long de votre corps, passez plus de temps à cet endroit. Tout en pratiquant cette visualisation, dites, intérieurement ou à haute voix : « Je brûle à présent toute l'énergie négative en moi ».

Les bains de sel de mer

Ce rituel énergétique consiste à utiliser du sel marin (celui-là même que vous utilisez pour la nourriture, pas les sels de bain) dans un bain, pour le nettoyage énergétique. Vous pouvez utiliser du gros sel de mer. Mettez-en une grosse poignée dans un bain bien chaud. Vous pouvez également accompagner votre bain d'autres accessoires énergétisant ou relaxant comme des cristaux ou des bougies si vous le souhaitez. Le sel nettoie votre aura et aide à couper les liens qui vous relient aux entités négatives.

Dans votre bain, visualisez des éléments tels que le feu, l'eau ou les cristaux entourant les limites de votre aura sous la forme de boucliers protecteurs.

En complément

Voici maintenant trois petites astuces toutes simples qui impliquent le corps physique et modifient rapidement son état biochimique pour provoquer un changement émotionnel. Elles sont parfaites pour démarrer votre journée sur la bonne fréquence.

- **La respiration :** La respiration profonde nettoie votre sang, augmente l'apport d'oxygène au cerveau et aux muscles, augmente l'énergie et améliore la clarté mentale et l'humeur. Lorsque vous vous sentez encore tout endormi le matin, quelques exercices de respiration peuvent modifier considérablement votre état.

- **Le sourire :** Vous avez peut-être entendu dire que le sourire produit un effet physiologique sur la chimie de notre corps. Il libère littéralement des hormones de bien-être et réduit la production d'hormones de stress. En conséquence, cela affecte directement notre humeur. Cela signifie qu'un sourire ne doit pas nécessairement résulter d'un sentiment de bien-être, mais peut aussi en être la cause.

- **Exposition à la lumière naturelle :** L'exposition de vos yeux à la lumière naturelle augmente la production de sérotonine et de vitamine D. Ces hormones sont nécessaires à la régulation de l'humeur et à l'équilibre de l'ensemble de notre système. Beaucoup éprouvent des changements d'humeur durant les saisons froides, quand il y a moins de soleil. Sortir le matin (surtout la première heure après le réveil) et exposer vos yeux à la lumière naturelle - même si le soleil est couvert par une couche de nuages - augmente votre taux de sérotonine, améliorant ainsi votre humeur et la qualité de votre sommeil.

Conclusion

Nous voici au terme de cet ouvrage. Je l'ai voulu pratique autant qu'informatif.

Souvenez-vous que la clé de votre protection énergétique est entre vos mains. Si vous élevez vos fréquences vibratoires et que vous êtes fermement enraciné, rien ni personne ne pourra vous faire de mal ou abuser de vous.

Travaillez avec les différents éléments que je vous ai proposé tout au long de cet ouvrage. Utilisez ceux qui vous parlent et laissez de côté les autres pour le moment. Au fil du temps, vous saurez ce qui fonctionne le mieux pour vous, ce qui vous correspond.

N'oubliez pas de vous aimer et de prendre soin de vous. Si vous le faites, l'univers, toute la création n'auront d'autre choix que de vous apporter multipliées au centuple toutes les bonnes vibrations, les bonnes énergies que vous aurez envoyé dans l'espace.

Que la paix et le bonheur vous accompagne chaque jour de votre vie !

Du même auteur

- Reprogrammez Votre Subconscient: Techniques De Remodelage Des Croyances Par La Puissance Des Affirmations

Printed in Poland
by Amazon Fulfillment
Poland Sp. z o.o., Wrocław

50651915R00040